CW00515905

RECETAS DE LA COCINA INDIA 2021

RECETAS INDIAS DELICIOSAS Y SABROSAS

CORINNA SCHULTZ

Tabla de contenido

Cordero picante en yogur y azafrán

Para 4 personas

Ingredientes

5 cucharadas de ghee

1 cucharadita de pasta de jengibre

1 cucharadita de pasta de ajo

675 g / 1½ lb de cordero deshuesado, picado en trozos de 3,5 cm / 1½ pulgadas

Sal al gusto

750ml / 1¼ pintas de agua

4 cebollas grandes, en rodajas

1 cucharadita de chile en polvo

1 cucharadita de garam masala

1 cucharada de azúcar morena, disuelta en 2 cucharadas de agua

3 chiles verdes, cortados a lo largo

30 g / 1 oz de almendras molidas

400 g / 14 oz de yogur griego, batido

10 g / ¼ oz de hojas de cilantro, finamente picadas

½ cucharadita de azafrán, disuelto en 2 cucharadas de leche

Método

- Calentar la mitad del ghee en una cacerola. Agrega la pasta de jengibre y la pasta de ajo. Freír a fuego medio durante 1-2 minutos.

- Agrega el cordero y la sal. Freír durante 5-6 minutos.

- Agrega el agua y mezcla bien. Cubra con una tapa y cocine a fuego lento durante 40 minutos, revolviendo ocasionalmente. Dejar de lado.

- Caliente el ghee restante en otra cacerola. Agrega las cebollas y sofríelas a fuego medio hasta que se tornen traslúcidas.

- Agrega la guindilla en polvo, el garam masala, el agua azucarada, las guindillas verdes y las almendras molidas. Continúe friendo por un minuto.

- Agrega el yogur y mezcla bien. Cocine la mezcla durante 6-7 minutos, revolviendo bien.

- Agregue esta mezcla a la mezcla de cordero. Mezclar bien. Cubra con una tapa y cocine a fuego lento durante 5 minutos, revolviendo ocasionalmente.

- Adorne con las hojas de cilantro y el azafrán. Servir caliente.

Cordero con Verduras

Para 4 personas

Ingredientes

675 g / 1½ lb de cordero, picado en trozos de 2,5 cm / 1 pulgada

Sal al gusto

½ cucharadita de pimienta negra molida

5 cucharadas de aceite vegetal refinado

2 hojas de laurel

4 vainas de cardamomo verde

4 dientes

2,5 cm / 1 pulgada de canela

2 cebollas grandes, finamente picadas

1 cucharadita de cúrcuma

1 cucharada de comino molido

1 cucharadita de chile en polvo

1 cucharadita de pasta de jengibre

1 cucharadita de pasta de ajo

2 tomates, finamente picados

200 g / 7 oz de guisantes

1 cucharadita de semillas de fenogreco

200 g / 7 oz de cogollos de coliflor

500ml / 16fl oz de agua

200 g / 7 oz de yogur

10 g / ¼ oz de hojas de cilantro, finamente picadas

Método

- Marine el cordero con sal y pimienta durante 30 minutos.
- Calentar el aceite en una cacerola. Agrega las hojas de laurel, el cardamomo, el clavo y la canela. Déjalos chisporrotear durante 30 segundos.
- Agrega las cebollas, la cúrcuma, el comino molido, la guindilla en polvo, la pasta de jengibre y la pasta de ajo. Fríelos a fuego medio durante 1-2 minutos.
- Agrega el cordero marinado y sofríe durante 6-7 minutos, revolviendo de vez en cuando.
- Agregue los tomates, los guisantes, las semillas de fenogreco y los floretes de coliflor. Saltee durante 3-4 minutos.
- Agrega el agua y mezcla bien. Cubra con una tapa y cocine a fuego lento durante 20 minutos.

- Destape la sartén y agregue el yogur. Revuelva bien durante un minuto, tape de nuevo y cocine a fuego lento durante 30 minutos, revolviendo ocasionalmente.

- Adorna con las hojas de cilantro. Servir caliente.

Curry de ternera con patatas

Para 4 personas

Ingredientes

6 granos de pimienta negra

3 dientes

2 vainas de cardamomo negro

2,5 cm / 1 pulgada de canela

1 cucharadita de semillas de comino

4 cucharadas de aceite vegetal refinado

3 cebollas grandes, finamente picadas

¼ de cucharadita de cúrcuma

1 cucharadita de chile en polvo

1 cucharadita de pasta de jengibre

1 cucharadita de pasta de ajo

750 g / 1 libra 10 oz de carne de res, picada

2 tomates, finamente picados

3 papas grandes, cortadas en cubitos

½ cucharadita de garam masala

1 cucharada de jugo de limón

Sal al gusto

1 litro / 1¾ pintas de agua

1 cucharada de hojas de cilantro finamente picadas

Método

- Moler los granos de pimienta, clavo, cardamomo, canela y comino hasta obtener un polvo fino. Dejar de lado.
- Calentar el aceite en una cacerola. Agrega las cebollas y sofríelas a fuego medio hasta que se doren.
- Agregue el polvo de clavo de pimienta molido, la cúrcuma, el chile en polvo, la pasta de jengibre y la pasta de ajo. Freír por un minuto.
- Agregue la carne picada y saltee durante 5-6 minutos.
- Agrega los tomates, las papas y el garam masala. Mezclar bien y cocinar durante 5-6 minutos.
- Agrega el jugo de limón, la sal y el agua. Cubra con una tapa y cocine a fuego lento durante 45 minutos, revolviendo ocasionalmente.
- Adorna con las hojas de cilantro. Servir caliente.

Masala de cordero picante

Para 4 personas

Ingredientes

675 g / 1½ lb de cordero, cortado en cubitos

3 cebollas grandes, en rodajas

750ml / 1¼ pintas de agua

Sal al gusto

4 cucharadas de aceite vegetal refinado

4 hojas de laurel

¼ de cucharadita de semillas de comino

¼ de cucharadita de semillas de mostaza

1 cucharadita de pasta de jengibre

1 cucharadita de pasta de ajo

2 chiles verdes finamente picados

1 cucharada de maní molido

1 cucharada de chana dhal*, tostado en seco y molido

1 cucharadita de chile en polvo

¼ de cucharadita de cúrcuma

1 cucharadita de garam masala

Jugo de 1 limón

50g / 1¾oz de hojas de cilantro, finamente picadas

Método

- Mezclar el cordero con la cebolla, el agua y la sal. Cocina esta mezcla en una cacerola a fuego medio durante 40 minutos. Dejar de lado.

- Calentar el aceite en una cacerola. Agregue las hojas de laurel, las semillas de comino y las semillas de mostaza. Déjalos chisporrotear durante 30 segundos.

- Agrega la pasta de jengibre, la pasta de ajo y los chiles verdes. Fríelos a fuego medio durante un minuto, revolviendo continuamente.

- Agregue el maní molido, el chana dhal, el chile en polvo, la cúrcuma y el garam masala. Continúe friendo durante 1-2 minutos.

- Agrega la mezcla de cordero. Mezclar bien. Cubra con una tapa y cocine a fuego lento durante 45 minutos, revolviendo ocasionalmente.

- Espolvoree el jugo de limón y las hojas de cilantro por encima y sirva caliente.

Rogan Josh

(Curry de Cordero de Cachemira)

Para 4 personas

Ingredientes

Jugo de 1 limón

200 g / 7 oz de yogur

Sal al gusto

750 g / 1 lb 10 oz de cordero, picado en trozos de 2,5 cm / 1 pulgada

75g / 2½ oz ghee más extra para freír

2 cebollas grandes, finamente rebanadas

2,5 cm / 1 pulgada de canela

3 dientes

4 vainas de cardamomo verde

1 cucharadita de pasta de jengibre

1 cucharadita de pasta de ajo

1 cucharadita de cilantro molido

1 cucharadita de comino molido

3 tomates grandes, finamente picados

750ml / 1¼ pintas de agua

10 g / ¼ oz de hojas de cilantro, finamente picadas

Método

- Mezcle el jugo de limón, el yogur y la sal. Marine el cordero con esta mezcla durante una hora.
- Calentar el ghee para freír en una sartén. Agrega las cebollas y sofríelas a fuego medio hasta que se doren. Escurrir y reservar.
- Caliente el ghee restante en una cacerola. Agrega la canela, el clavo y el cardamomo. Déjelos chisporrotear durante 15 segundos.
- Agrega el cordero marinado y sofríe a fuego medio durante 6-7 minutos.
- Agrega la pasta de jengibre y la pasta de ajo. Saltea por 2 minutos.
- Agregue el cilantro molido, el comino molido y los tomates, mezcle bien y cocine por un minuto más.
- Agrega el agua. Cubra con una tapa y cocine a fuego lento durante 40 minutos, revolviendo ocasionalmente.
- Decora con las hojas de cilantro y las cebollas fritas. Servir caliente.

Costillas de cerdo a la parrilla

Para 4 personas

Ingredientes

6 chiles verdes

Jengibre de raíz de 5 cm / 2 pulgadas

15 dientes de ajo

¼ de papaya cruda pequeña, molida

200 g / 7 oz de yogur

2 cucharadas de aceite vegetal refinado

2 cucharadas de jugo de limón

Sal al gusto

750 g / 1 lb 10 oz de costillas de cerdo, picadas en 4 trozos

Método

- Muele los chiles verdes, el jengibre, el ajo y la papaya cruda con suficiente agua para formar una pasta espesa.

- Mezclar esta pasta con los ingredientes restantes, excepto las costillas. Marine las costillas con esta mezcla durante 4 horas.

- Asa las costillas marinadas durante 40 minutos, volteándolas de vez en cuando. Servir caliente.

Ternera con Leche de Coco

Para 4 personas

Ingredientes

5 cucharadas de aceite vegetal refinado

675 g / 1½ lb de carne de res, picada en tiras de 5 cm / 2 pulgadas

3 cebollas grandes, finamente picadas

8 dientes de ajo finamente picados

Jengibre de raíz de 2,5 cm / 1 pulgada, finamente picado

2 chiles verdes, cortados a lo largo

2 cucharaditas de cilantro molido

2 cucharaditas de comino molido

2,5 cm / 1 pulgada de canela

Sal al gusto

500ml / 16fl oz de agua

500ml / 16fl oz de leche de coco

Método

- Caliente 3 cucharadas de aceite en una sartén. Agrega las tiras de ternera en tandas y sofríe a fuego lento durante 12-15 minutos, volteando de vez en cuando. Escurrir y reservar.

- Calentar el aceite restante en una cacerola. Agrega las cebollas, el ajo, el jengibre y los chiles verdes. Freír a fuego medio durante 2-3 minutos.

- Agrega las tiras de ternera fritas, el cilantro molido, el comino molido, la canela, la sal y el agua. Cocine a fuego lento durante 40 minutos.

- Agrega la leche de coco. Cocine durante 20 minutos, revolviendo con frecuencia. Servir caliente.

Kebab de cerdo

Para 4 personas

Ingredientes

100ml / 3½fl oz de aceite de mostaza

3 cucharadas de jugo de limón

1 cebolla pequeña, molida

2 cucharaditas de pasta de ajo

1 cucharadita de mostaza en polvo

1 cucharadita de pimienta negra molida

Sal al gusto

600 g / 1 lb 5 oz de cerdo deshuesado, picado en trozos de 3,5 cm / 1½ pulgadas

Método

- Mezclar todos los ingredientes, excepto el cerdo, juntos. Marina el cerdo con esta mezcla durante la noche.

- Pinche el cerdo adobado y cocine a la parrilla durante 30 minutos. Servir caliente.

Chili Fry de carne

Para 4 personas

Ingredientes

750 g / 1 libra 10 oz de carne de res, picada en trozos de 2,5 cm / 1 pulgada

6 granos de pimienta negra

3 cebollas grandes, en rodajas

1 litro / 1¾ pintas de agua

Sal al gusto

4 cucharadas de aceite vegetal refinado

Jengibre de raíz de 2,5 cm / 1 pulgada, finamente picado

8 dientes de ajo finamente picados

4 chiles verdes

1 cucharada de jugo de limón

50g / 1¾oz de hojas de cilantro

Método

- Mezclar la carne con los granos de pimienta, 1 cebolla, agua y sal. Cocina esta mezcla en una cacerola a fuego medio durante 40 minutos. Escurrir y reservar. Reserva el caldo.

- Calentar el aceite en una cacerola. Freír las cebollas restantes a fuego medio hasta que se doren. Agrega el jengibre, el ajo y los chiles verdes. Freír durante 4-5 minutos.

- Agrega el jugo de limón y la mezcla de carne. Continúe cocinando durante 7-8 minutos. Agrega el caldo reservado.

- Cubra con una tapa y cocine a fuego lento durante 40 minutos, revolviendo ocasionalmente. Agregue las hojas de cilantro y mezcle bien. Servir caliente.

Huevos de ternera a la escocesa

Para 4 personas

Ingredientes

500 g / 1 lb 2 oz de carne de res, picada

Sal al gusto

1 litro / 1¾ pintas de agua

3 cucharadas de besan*

1 huevo batido

25g / escasas 1 oz de hojas de menta, finamente picadas

25g / escasa 1 oz de hojas de cilantro, picadas

8 huevos duros

Aceite vegetal refinado para freír

Método

- Mezclar la carne con la sal y el agua. Cocine en una cacerola a fuego lento durante 45 minutos. Triturar hasta obtener una pasta y mezclar con el besan, el huevo batido, la menta y las hojas de cilantro. Envuelva esta mezcla alrededor de los huevos duros.
- Calentar el aceite en una sartén. Agrega los huevos envueltos y fríelos a fuego medio hasta que se doren. Servir caliente.

Ternera Seca Estilo Malabar

Para 4 personas

Ingredientes

675 g / 1½ lb de carne de res, cortada en cubitos

4 cucharadas de aceite vegetal refinado

3 cebollas grandes, en rodajas

1 tomate, finamente picado

100g / 3½ oz de coco desecado

1 cucharadita de chile en polvo

1 cucharadita de garam masala

1 cucharadita de cilantro molido

1 cucharadita de comino molido

Sal al gusto

1 litro / 1¾ pintas de agua

Para la mezcla de especias:

Jengibre de raíz de 3,5 cm / 1½ pulgadas

6 chiles verdes

1 cucharada de cilantro molido

10 hojas de curry

1 cucharada de pasta de ajo

Método

- Muele todos los ingredientes de la mezcla de especias para formar una pasta espesa. Marine la carne con esta mezcla durante una hora.
- Calentar el aceite en una cacerola. Freír las cebollas a fuego medio hasta que se doren. Agrega la carne y sofríe durante 6-7 minutos.
- Agrega los ingredientes restantes. Cocine a fuego lento durante 40 minutos y sirva caliente.

Chuletas de cordero Moghlai

Para 4 personas

Ingredientes

Jengibre de raíz de 5 cm / 2 pulgadas

8 dientes de ajo

6 chiles rojos secos

2 cucharaditas de jugo de limón

Sal al gusto

8 chuletas de cordero machacadas y aplastadas

150 g / 5½ oz de ghee

2 papas grandes, rebanadas y fritas

2 cebollas grandes

Método

- Muele el jengibre, el ajo y los chiles rojos con el jugo de limón, sal y suficiente agua para formar una pasta suave. Marine las chuletas con esta mezcla durante 4-5 horas.
- Calentar el ghee en una sartén. Agrega las chuletas marinadas y sofríe a fuego medio durante 8-10 minutos.
- Agrega las cebollas y las patatas fritas. Cocine por 15 minutos. Servir caliente.

Ternera con Okra

Para 4 personas

Ingredientes

4½ cucharadas de aceite vegetal refinado

200 g / 7 oz de quimbombó

2 cebollas grandes, finamente picadas

Jengibre de raíz de 2,5 cm / 1 pulgada, finamente picado

4 dientes de ajo finamente picados

750 g / 1 libra 10 oz de carne de res, picada en trozos de 2,5 cm / 1 pulgada

4 chiles rojos secos

1 cucharada de cilantro molido

½ cucharada de comino molido

1 cucharadita de garam masala

2 tomates, finamente picados

Sal al gusto

1 litro / 1¾ pintas de agua

Método

- Caliente 2 cucharadas de aceite en una sartén. Agrega la okra y fríe a fuego medio hasta que esté crujiente y dorada. Escurrir y reservar.
- Calentar el aceite restante en una cacerola. Freír las cebollas a fuego medio hasta que estén transparentes. Agrega el jengibre y el ajo. Freír por un minuto.
- Agrega la carne. Freír durante 5-6 minutos. Agrega todos los ingredientes restantes y la okra. Cocine a fuego lento durante 40 minutos, revolviendo con frecuencia. Servir caliente.

Baffad de carne

(Carne de Res cocida con Coco y Vinagre)

Para 4 personas

Ingredientes

675 g / 1½ lb de carne de res, cortada en cubitos

Sal al gusto

1 litro / 1¾ pintas de agua

1 cucharadita de cúrcuma

½ cucharadita de granos de pimienta negra

½ cucharadita de semillas de comino

5-6 dientes

2,5 cm / 1 pulgada de canela

12 dientes de ajo finamente picados

Jengibre de raíz de 2,5 cm / 1 pulgada, finamente picado

100 g / 3½ oz de coco fresco rallado

6 cucharadas de vinagre de malta

5 cucharadas de aceite vegetal refinado

2 cebollas grandes, finamente picadas

Método

- Mezclar la carne con la sal y el agua y cocinar en una cacerola a fuego medio durante 45 minutos, revolviendo de vez en cuando. Dejar de lado.
- Muele el resto de los ingredientes, excepto el aceite y las cebollas.
- Calentar el aceite en una cacerola. Agrega la mezcla molida y las cebollas.
- Freír a fuego medio durante 3-4 minutos. Agrega la mezcla de carne. Cocine a fuego lento durante 20 minutos, revolviendo ocasionalmente. Servir caliente.

Badami Gosht

(Cordero con Almendras)

Para 4 personas

Ingredientes

5 cucharadas de ghee

3 cebollas grandes, finamente picadas

12 dientes de ajo machacados

Jengibre de raíz de 3,5 cm / 1½ pulgadas, finamente picado

750 g / 1 lb 10 oz de cordero, picado

75g / 2½ oz de almendras molidas

1 cucharada de garam masala

Sal al gusto

250 g / 9 oz de yogur

360ml / 12fl oz de leche de coco

500ml / 16fl oz de agua

Método

- Calentar el ghee en una cacerola. Agrega todos los ingredientes, excepto el yogur, la leche de coco y el agua. Mezclar bien. Sofreír a fuego lento durante 10 minutos.
- Agrega los ingredientes restantes. Cocine a fuego lento durante 40 minutos. Servir caliente.

Rosbif de la India

Para 4 personas

Ingredientes

30 g / 1 oz de queso cheddar rallado

½ cucharadita de pimienta negra molida

1 cucharadita de chile en polvo

10 g / ¼ oz de hojas de cilantro, picadas

10 g / ¼ oz de hojas de menta, finamente picadas

1 cucharadita de pasta de jengibre

1 cucharadita de pasta de ajo

25g / escaso 1 oz de pan rallado

1 huevo batido

Sal al gusto

675 g / 1½ lb de carne de res deshuesada, aplastada y picada en 8 trozos

5 cucharadas de aceite vegetal refinado

500ml / 16fl oz de agua

Método

- Mezclar todos los ingredientes, excepto la carne, el aceite y el agua.
- Aplique esta mezcla en un lado de cada trozo de carne. Enrolle cada uno y átelos con una cuerda para sellar.
- Calentar el aceite en una cacerola. Agrega los rollitos y sofríe a fuego medio durante 8 minutos. Agrega el agua y mezcla bien. Cocine a fuego lento durante 30 minutos. Servir caliente.

Chuletas Khatta Pudina

(Chuletas de menta picantes)

Para 4 personas

Ingredientes

1 cucharadita de comino molido

1 cucharada de pimienta blanca molida

2 cucharaditas de garam masala

5 cucharaditas de jugo de limón

4 cucharadas de nata

150 g / 5½ oz de yogur

250ml / 8fl oz chutney de menta

2 cucharadas de harina de maíz

¼ de papaya pequeña, molida

1 cucharada de pasta de ajo

1 cucharada de pasta de jengibre

1 cucharadita de fenogreco molido

Sal al gusto

675 g / 1½ lb de chuletas de cordero

Aceite vegetal refinado para rociar

Método

- Mezclar todos los ingredientes, excepto las chuletas de cordero y el aceite. Marine las chuletas con esta mezcla durante 5 horas.
- Rocíe las chuletas con el aceite y cocine a la parrilla durante 15 minutos. Servir caliente.

Filete de ternera indio

Para 4 personas

Ingredientes

675 g / 1½ lb de carne de res, en rodajas para filetes

Jengibre de raíz de 3,5 cm / 1½ pulgadas, finamente picado

12 dientes de ajo finamente picados

2 cucharadas de pimienta negra molida

4 cebollas medianas, finamente picadas

4 chiles verdes finamente picados

3 cucharadas de vinagre

750ml / 1¼ pintas de agua

Sal al gusto

5 cucharadas de aceite vegetal refinado más extra para freír

Método

- Mezclar todos los ingredientes, excepto el aceite para freír, en una cacerola.
- Cubra con una tapa hermética y cocine a fuego lento durante 45 minutos, revolviendo ocasionalmente.
- Calentar el aceite restante en una sartén. Agregue la mezcla de bistecs cocidos y saltee a fuego medio durante 5-7 minutos, volteando de vez en cuando. Servir caliente.

Cordero en salsa verde

Para 4 personas

Ingredientes

4 cucharadas de aceite vegetal refinado

3 cebollas grandes, ralladas

1½ cucharadita de pasta de jengibre

1 cucharadita de pasta de ajo

675 g / 1½ lb de cordero, picado en trozos de 2,5 cm / 1 pulgada

½ cucharadita de canela molida

½ cucharadita de clavo molido

½ cucharadita de cardamomo negro molido

6 chiles rojos secos, molidos

2 cucharaditas de cilantro molido

½ cucharadita de comino molido

10 g / ¼ oz de hojas de cilantro, finamente picadas

4 tomates, en puré

Sal al gusto

500ml / 16fl oz de agua

Método

- Calentar el aceite en una cacerola. Agrega las cebollas, la pasta de jengibre y la pasta de ajo. Freír a fuego medio durante 2-3 minutos.

- Agrega todos los ingredientes restantes, excepto el agua. Mezclar bien y freír durante 8-10 minutos. Agrega el agua. Cubra con una tapa y cocine a fuego lento durante 40 minutos, revolviendo ocasionalmente. Servir caliente.

Carne picada de cordero fácil

Para 4 personas

Ingredientes

3 cucharadas de aceite de mostaza

2 cebollas grandes, finamente picadas

7,5 cm de jengibre de raíz, finamente picado

2 cucharaditas de pimienta negra molida gruesa

2 cucharaditas de comino molido

Sal al gusto

1 cucharadita de cúrcuma

750g / 1lb 10 oz de carne picada de cordero

500ml / 16fl oz de agua

Método

- Calentar el aceite en una cacerola. Agrega la cebolla, el jengibre, la pimienta, el comino molido, la sal y la cúrcuma. Freír durante 2 minutos. Agrega la carne picada. Freír durante 8-10 minutos.
- Agrega el agua. Mezcle bien y cocine a fuego lento durante 30 minutos. Servir caliente.

Sorpotel de cerdo

(Hígado de cerdo cocido en salsa de Goa)

Para 4 personas

Ingredientes

250ml / 8fl oz de vinagre de malta

8 chiles rojos secos

10 granos de pimienta negra

1 cucharadita de semillas de comino

1 cucharada de semillas de cilantro

1 cucharadita de cúrcuma

500 g / 1 lb 2 oz de cerdo

250 g / 9 oz de hígado

Sal al gusto

1 litro / 1¾ pintas de agua

120ml / 4fl oz de aceite vegetal refinado

Jengibre de raíz de 5 cm / 2 pulgadas, finamente rebanado

20 dientes de ajo finamente picados

6 chiles verdes, cortados a lo largo

Método

- Muela la mitad del vinagre con los chiles rojos, los granos de pimienta, las semillas de comino, las semillas de cilantro y la cúrcuma hasta obtener una pasta fina. Dejar de lado.
- Mezclar el cerdo y el hígado con la sal y el agua. Cocine en una cacerola durante 30 minutos. Escurrir y reservar el caldo. Cortar el cerdo y el hígado en dados. Dejar de lado.
- Calentar el aceite en una cacerola. Agrega la carne picada y sofríe a fuego lento durante 12 minutos. Agrega la pasta y todos los ingredientes restantes. Mezclar bien.
- Freír durante 15 minutos. Agrega el caldo. Cocine a fuego lento durante 15 minutos. Servir caliente.

Cordero en escabeche

Para 4 personas

Ingredientes

750 g / 1 lb 10 oz de cordero, picado en tiras finas

Sal al gusto

1 litro / 1¾ pintas de agua

6 cucharadas de aceite vegetal refinado

1 cucharadita de cúrcuma

4 cucharadas de jugo de limón

2 cucharadas de comino molido, tostado en seco

4 cucharadas de semillas de sésamo molidas

7,5 cm de jengibre de raíz, finamente picado

12 dientes de ajo finamente picados

Método

- Mezclar el cordero con la sal y el agua y cocinar en un cazo a fuego medio durante 40 minutos. Escurrir y reservar.
- Calentar el aceite en una sartén. Agrega el cordero y sofríe a fuego medio durante 10 minutos. Escurrir y mezclar con el resto de ingredientes. Servir frío.

Haleem

(Cordero cocido al estilo persa)

Para 4 personas

Ingredientes

500 g / 1 lb 2 oz de trigo, remojado durante 2-3 horas y escurrido

1,5 litros / 2¾ pintas de agua

Sal al gusto

500 g / 1 lb 2 oz de cordero, cortado en cubitos

4-5 cucharadas de ghee

3 cebollas grandes, en rodajas

1 cucharadita de pasta de jengibre

1 cucharadita de pasta de ajo

1 cucharadita de cúrcuma

1 cucharadita de garam masala

Método

- Mezcle el trigo con 250 ml de agua y un poco de sal. Cocine en una cacerola a fuego medio durante 30 minutos. Triturar bien y reservar.
- Cuece el cordero con el agua restante y la sal en un cazo durante 45 minutos. Escurrir y triturar hasta obtener una pasta fina. Reserva el caldo.
- Calienta el ghee. Freír las cebollas a fuego lento hasta que se doren. Agrega la pasta de jengibre, la pasta de ajo, la cúrcuma y la carne molida. Freír durante 8 minutos. Agrega el trigo, el caldo y el garam masala. Cocine por 20 minutos. Servir caliente.

Chuletas de cordero verde Masala

Para 4 personas

Ingredientes

675 g / 1½ lb de chuletas de cordero

Sal al gusto

1 cucharadita de cúrcuma

500ml / 16fl oz de agua

2 cucharadas de cilantro molido

1 cucharadita de comino molido

1 cucharada de pasta de jengibre

1 cucharada de pasta de ajo

100 g / 3½ oz de hojas de cilantro molidas

1 cucharadita de jugo de limón

1 cucharadita de pimienta negra molida

1 cucharadita de garam masala

60 g / 2 oz de harina blanca sin sabor

Aceite vegetal refinado para freír

2 huevos batidos

50g / 1¾oz de pan rallado

Método

- Mezclar el cordero con la sal, la cúrcuma y el agua. Cocine en una cacerola a fuego medio durante 30 minutos. Escurrir y reservar.
- Mezclar el resto de los ingredientes, excepto la harina, el aceite, los huevos y el pan rallado.
- Cubra las chuletas con esta mezcla y espolvoree con la harina.
- Calentar el aceite en una sartén. Sumerja las chuletas en el huevo, enrolle el pan rallado y fríalas hasta que estén doradas. Voltea y repite. Servir caliente.

Hígado de Cordero al Fenogreco

Para 4 personas

Ingredientes

4 cucharadas de aceite vegetal refinado

2 cebollas grandes, finamente picadas

¾ cucharadita de pasta de jengibre

¾ cucharadita de pasta de ajo

50 g / 1¾oz de hojas de fenogreco, picadas

600 g / 1 lb 5 oz de hígado de cordero, cortado en cubitos

3 tomates, finamente picados

1 cucharadita de garam masala

120ml / 4fl oz de agua caliente

1 cucharada de jugo de limón

Sal al gusto

Método

- Calentar el aceite en una cacerola. Freír las cebollas a fuego medio hasta que estén transparentes. Agrega la pasta de jengibre y la pasta de ajo. Freír durante 1-2 minutos.
- Agrega las hojas de fenogreco y el hígado. Saltee durante 5 minutos.
- Agrega los ingredientes restantes. Cocine a fuego lento durante 40 minutos y sirva caliente.

Carne Hussaini

(Carne de res cocida en salsa al estilo del norte de la India)

Para 4 personas

Ingredientes

4 cucharadas de aceite vegetal refinado

675 g / 1½ lb de carne de res, finamente picada

125 g / 4½ oz de yogur

Sal al gusto

750ml / 1¼ pintas de agua

Para la mezcla de especias:

4 cebollas grandes

8 dientes de ajo

2,5 cm / 1 pulgada de raíz de jengibre

2 cucharaditas de garam masala

1 cucharadita de cúrcuma

2 cucharaditas de cilantro molido

1 cucharadita de comino molido

Método

- Muele los ingredientes de la mezcla de especias hasta obtener una pasta espesa.
- Calentar el aceite en una cacerola. Agrega la pasta y fríelo a fuego medio durante 4-5 minutos. Agrega la carne. Mezclar bien y freír durante 8-10 minutos.
- Agrega el yogur, la sal y el agua. Mezclar bien. Cubra con una tapa y cocine a fuego lento durante 40 minutos, revolviendo ocasionalmente. Servir caliente.

Cordero Methi

(Cordero con Fenogreco)

Para 4 personas

Ingredientes

120ml / 4fl oz de aceite vegetal refinado

1 cebolla grande, finamente rebanada

6 dientes de ajo finamente picados

600 g / 1 lb 5 oz de cordero, cortado en cubitos

50 g / 1¾oz de hojas frescas de fenogreco, finamente picadas

½ cucharadita de cúrcuma

1 cucharadita de cilantro molido

125 g / 4½ oz de yogur

600 ml / 1 pinta de agua

½ cucharadita de cardamomo verde molido

Sal al gusto

Método

- Calentar el aceite en una cacerola. Agrega la cebolla y el ajo y sofríe a fuego medio durante 4 minutos.
- Agrega el cordero. Freír durante 7-8 minutos. Agrega los ingredientes restantes. Mezcle bien y cocine a fuego lento durante 45 minutos. Servir caliente.

Indad de ternera

(Carne de res cocida en salsa al estilo de las Indias Orientales)

Para 4 personas

Ingredientes

675 g / 1½ lb de carne de res, picada

2,5 cm / 1 pulgada de canela

6 dientes

Sal al gusto

1 litro / 1¾ pintas de agua

5 cucharadas de aceite vegetal refinado

3 papas grandes, rebanadas

Para la mezcla de especias:

60ml / 2fl oz de vinagre de malta

3 cebollas grandes

2,5 cm / 1 pulgada de raíz de jengibre

8 dientes de ajo

½ cucharadita de cúrcuma

2 chiles rojos secos

2 cucharaditas de semillas de comino

Método

- Mezclar la carne con la canela, el clavo, la sal y el agua. Cocine en una cacerola a fuego medio durante 45 minutos. Dejar de lado.
- Muele los ingredientes de la mezcla de especias hasta obtener una pasta espesa.
- Calentar el aceite en una cacerola. Agregue la pasta de mezcla de especias y fría a fuego lento durante 5-6 minutos. Agrega la carne y las papas. Mezclar bien. Cocine a fuego lento durante 15 minutos y sirva caliente.

Cazuela De Cordero

Para 4 personas

Ingredientes

3 cucharadas de aceite vegetal refinado

2 cebollas grandes, finamente picadas

4 dientes de ajo finamente picados

500 g / 1 lb 2 oz de cordero, picado

2 cucharaditas de comino molido

6 cucharadas de puré de tomate

150g / 5½ oz de frijoles enlatados

250 ml de caldo de carne

Pimienta negra molida al gusto

Sal al gusto

Método

- Calentar el aceite en una cacerola. Agrega la cebolla y el ajo y sofríe a fuego medio durante 2-3 minutos. Agrega la carne picada y sofríe durante 10 minutos. Agrega los ingredientes restantes. Mezcle bien y cocine a fuego lento durante 30 minutos.
- Transfiera a una fuente refractaria. Hornee en un horno a 180 ° C (350 ° F, Gas Mark 4) durante 25 minutos. Servir caliente.

Cordero al Cardamomo

Para 4 personas

Ingredientes

Sal al gusto

200 g / 7 oz de yogur

1½ cucharada de pasta de jengibre

2½ cucharaditas de pasta de ajo

2 cucharadas de cardamomo verde molido

675 g / 1½ lb de cordero, picado en trozos de 3,5 cm / 1½ pulg.

6 cucharadas de ghee

6 dientes

7,5 cm de canela, molida gruesa

4 cebollas grandes, finamente rebanadas

½ cucharadita de azafrán, remojado en 2 cucharadas de leche

1 litro / 1¾ pintas de agua

125 g / 4½ oz de nueces tostadas

Método

- Mezcle la sal, el yogur, la pasta de jengibre, la pasta de ajo y el cardamomo. Marine la carne con esta mezcla durante 2 horas.
- Calentar el ghee en una cacerola. Agrega los clavos y la canela. Déjelos chisporrotear durante 15 segundos.
- Agrega las cebollas. Freír durante 3-4 minutos. Agrega la carne adobada, el azafrán y el agua. Mezclar bien. Cubra con una tapa y cocine a fuego lento durante 40 minutos.
- Sirva caliente, adornado con las nueces.

Kheema

(Carne molida)

Para 4 personas

Ingredientes

5 cucharadas de aceite vegetal refinado

4 cebollas grandes, finamente picadas

1 cucharadita de pasta de jengibre

1 cucharadita de pasta de ajo

3 tomates, finamente picados

2 cucharaditas de garam masala

200 g / 7 oz de guisantes congelados

Sal al gusto

675 g / 1½ lb de carne de res, picada

500ml / 16fl oz de agua

Método

- Calentar el aceite en una cacerola. Agrega las cebollas y sofríe a fuego medio hasta que se doren. Agregue la pasta de jengibre, la pasta de ajo, los tomates, el garam masala, los guisantes y la sal. Mezclar bien. Freír durante 3-4 minutos.
- Agrega la carne y el agua. Mezclar bien. Cocine a fuego lento durante 40 minutos y sirva caliente.

Fry de cerdo picante

Para 4 personas

Ingredientes

675 g / 1½ lb de cerdo, cortado en cubitos

2 cebollas grandes, finamente picadas

1 cucharadita de aceite vegetal refinado

1 litro / 1¾ pintas de agua

Sal al gusto

Para la mezcla de especias:

250ml / 8fl oz de vinagre

2 cebollas grandes

1 cucharada de pasta de jengibre

1 cucharada de pasta de ajo

1 cucharada de pimienta negra molida

1 cucharada de chiles verdes

1 cucharada de cúrcuma

1 cucharada de chile en polvo

1 cucharada de clavo

5 cm / 2 pulgadas de canela

1 cucharada de vainas de cardamomo verde

Método

- Muele los ingredientes de la mezcla de especias hasta obtener una pasta espesa.
- Mezclar con el resto de los ingredientes en una cacerola. Cubra con una tapa hermética y cocine a fuego lento durante 50 minutos. Servir caliente.

Tandoori Raan

(Pierna de Cordero picante cocinada en un Tandoor)

Para 4 personas

Ingredientes

675 g / 1½ lb de pierna de cordero

400 g de yogur

2 cucharadas de jugo de limón

2 cucharaditas de pasta de jengibre

2 cucharaditas de pasta de ajo

1 cucharadita de clavo molido

1 cucharadita de canela en polvo

2 cucharaditas de chile en polvo

1 cucharadita de nuez moscada rallada

Pizca de maza

Sal al gusto

Aceite vegetal refinado para rociar

Método

- Perforar el cordero por todas partes con un tenedor.
- Mezcle bien los ingredientes restantes, excepto el aceite. Marine el cordero con esta mezcla durante 4-6 horas.
- Ase el cordero en un horno a 180 ° C (350 ° F, Gas Mark 4) durante 1½-2 horas, rociando ocasionalmente. Servir caliente.

Cordero Talaa

(Cordero frito)

Para 4 personas

Ingredientes

675 g / 1½ lb de cordero, picado en trozos de 5 cm / 2 pulgadas

Sal al gusto

1 litro / 1¾ pintas de agua

4 cucharadas de ghee

2 cebollas grandes, en rodajas

Para la mezcla de especias:

8 chiles secos

1 cucharadita de cúrcuma

1½ cucharada de garam masala

2 cucharaditas de semillas de amapola

3 cebollas grandes, finamente picadas

1 cucharadita de pasta de tamarindo

Método

- Muele los ingredientes de la mezcla de especias con agua para hacer una pasta espesa.
- Mezclar esta pasta con la carne, la sal y el agua. Cocine en una cacerola a fuego medio durante 40 minutos. Dejar de lado.
- Calentar el ghee en una cacerola. Agrega las cebollas y sofríe a fuego medio hasta que se doren. Agrega la mezcla de carne. Cocine a fuego lento durante 6-7 minutos y sirva caliente.

Lengua estofada

Para 4 personas

Ingredientes

900 g / 2 libras de lengua de res

Sal al gusto

1 litro / 1¾ pintas de agua

1 cucharadita de ghee

3 cebollas grandes, finamente picadas

5 cm / 2 pulgadas de raíz de jengibre, en juliana

4 tomates, finamente picados

125 g / 4½ oz de guisantes congelados

10 g / ¼ oz de hojas de menta, finamente picadas

1 cucharadita de vinagre de malta

1 cucharadita de pimienta negra molida

½ cucharada de garam masala

Método

- Coloca la lengua en un cazo con la sal y el agua y cocina a fuego medio durante 45 minutos. Escurrir y enfriar por un tiempo. Pelar la piel y cortar en tiras. Dejar de lado.
- Calentar el ghee en una cacerola. Agrega la cebolla y el jengibre y sofríe a fuego medio durante 2-3 minutos. Agrega la lengua cocida y todos los ingredientes restantes. Cocine a fuego lento durante 20 minutos. Servir caliente.

Rollos de cordero fritos

Para 4 personas

Ingredientes

75 g / 2½ oz de queso cheddar rallado

½ cucharadita de pimienta negra molida

1 cucharadita de pasta de jengibre

1 cucharadita de pasta de ajo

3 huevos, batidos

50g / 1¾oz de hojas de cilantro, picadas

100 g / 3½ oz de pan rallado

Sal al gusto

675 g / 1½ lb de cordero deshuesado, picado en trozos de 10 cm / 4 pulgadas y aplastado

4 cucharadas de ghee

250ml / 8fl oz de agua

Método

- Mezcle todos los ingredientes, excepto la carne, el ghee y el agua. Aplicar la mezcla en un lado de los trozos de carne. Enrolle cada pieza con fuerza y átela con una cuerda.
- Calentar el ghee en una sartén. Agrega los rollitos de carnero y sofríe a fuego medio hasta que se doren. Agrega el agua. Cocine a fuego lento durante 15 minutos y sirva caliente.

Masala hígado frito

Para 4 personas

Ingredientes

4 cucharadas de aceite vegetal refinado

675 g / 1½ lb de hígado de cordero, cortado en tiras de 5 cm / 2 pulgadas

2 cucharadas de jengibre en juliana

15 dientes de ajo finamente picados

8 chiles verdes, cortados a lo largo

2 cucharaditas de comino molido

1 cucharadita de cúrcuma

125 g / 4½ oz de yogur

1 cucharadita de pimienta negra molida

Sal al gusto

50g / 1¾oz de hojas de cilantro, picadas

Jugo de 1 limón

Método

- Calentar el aceite en una cacerola. Agrega las tiras de hígado y sofríelas a fuego medio durante 10-12 minutos.
- Agrega el jengibre, el ajo, los chiles verdes, el comino y la cúrcuma. Freír durante 3-4 minutos. Agrega el yogur, la pimienta y la sal. Saltee durante 6-7 minutos.
- Agrega las hojas de cilantro y el jugo de limón. Saltee a fuego lento durante 5-6 minutos. Servir caliente.

Lengua de ternera picante

Para 4 personas

Ingredientes

900 g / 2 libras de lengua de res

Sal al gusto

1,5 litros / 2¾ pintas de agua

2 cucharaditas de semillas de comino

12 dientes de ajo

5 cm / 2 pulgadas de canela

4 dientes

6 chiles rojos secos

8 granos de pimienta negra

6 cucharadas de vinagre de malta

3 cucharadas de aceite vegetal refinado

2 cebollas grandes, finamente picadas

3 tomates, finamente picados

1 cucharadita de cúrcuma

Método

- Cuece la lengua con la sal y 1,2 litros / 2 pintas de agua en un cazo a fuego lento durante 45 minutos. Pelar la piel. Cortar las lenguas en dados y reservar.
- Muele las semillas de comino, el ajo, la canela, los clavos, los chiles rojos secos y los granos de pimienta con el vinagre para hacer una pasta suave. Dejar dc lado.
- Calentar el aceite en una cacerola. Freír las cebollas a fuego medio hasta que estén transparentes. Agregue la pasta molida, la lengua cortada en cubitos, los tomates, la cúrcuma y el agua restante. Cocine a fuego lento durante 20 minutos y sirva caliente.

Cordero Pasandas

(Brocheta de cordero en salsa de yogur)

Para 4 personas

Ingredientes

½ cucharada de aceite vegetal refinado

3 cebollas grandes, cortadas a lo largo

¼ de papaya verde pequeña, molida

200 g / 7 oz de yogur

2 cucharaditas de garam masala

Sal al gusto

750 g / 1 lb 10 oz de cordero deshuesado, picado en trozos de 5 cm / 2 pulgadas

Método

- Calentar el aceite en una cacerola. Freír las cebollas a fuego lento hasta que se doren.
- Escurre y muele las cebollas hasta obtener una pasta. Mezclar con el resto de ingredientes, excepto el cordero. Marine el cordero con esta mezcla durante 5 horas.
- Disponga en un molde para pastel y hornee en un horno a 180 ° C (350 ° F, Gas Mark 4) durante 30 minutos. Servir caliente.

Curry de cordero y manzana

Para 4 personas

Ingredientes

5 cucharadas de aceite vegetal refinado

4 cebollas grandes, en rodajas

4 tomates grandes, blanqueados (ver técnicas de cocina)

½ cucharadita de pasta de ajo

2 cucharaditas de cilantro molido

2 cucharaditas de comino molido

1 cucharadita de chile en polvo

30 g / 1 oz de anacardos, molidos

750 g / 1 lb 10 oz de cordero deshuesado, picado en trozos de 2,5 cm / 1 pulgada

200 g / 7 oz de yogur

1 cucharadita de pimienta negra molida

Sal al gusto

750ml / 1¼ pintas de agua

4 manzanas, picadas en trozos de 3,5 cm / 1½ pulgadas

120ml / 4fl oz de nata fresca

Método

- Calentar el aceite en una sartén. Freír las cebollas a fuego lento hasta que se doren.
- Agrega los tomates, la pasta de ajo, el cilantro y el comino. Freír durante 5 minutos.
- Agrega el resto de ingredientes, excepto el agua, las manzanas y la nata. Mezclar bien y saltear durante 8-10 minutos.
- Vierta el agua. Cocine a fuego lento durante 40 minutos. Agrega las manzanas y revuelve por 10 minutos. Agrega la crema y revuelve por otros 5 minutos. Servir caliente.

Cordero seco al estilo Andhra

Para 4 personas

Ingredientes

675 g / 1½ lb de cordero, picado

4 cebollas grandes, finamente rebanadas

6 tomates, finamente picados

1½ cucharadita de pasta de jengibre

1½ cucharadita de pasta de ajo

50g / 1¾oz de coco fresco rallado

2½ cucharadas de garam masala

½ cucharadita de pimienta negra molida

1 cucharadita de cúrcuma

Sal al gusto

500ml / 16fl oz de agua

6 cucharadas de aceite vegetal refinado

Método

- Mezcle todos los ingredientes, excepto el aceite, juntos. Cocine en una cacerola a fuego medio durante 40 minutos. Escurre la carne y desecha el caldo.
- Calentar el aceite en otra cacerola. Agrega la carne cocida y sofríe a fuego medio durante 10 minutos. Servir caliente.

Curry de ternera simple

Para 4 personas

Ingredientes

3 cucharadas de aceite vegetal refinado

2 cebollas grandes, finamente picadas

750 g / 1 libra 10 oz de carne de res, picada en trozos de 2,5 cm / 1 pulgada

1 cucharadita de pasta de jengibre

1 cucharadita de pasta de ajo

1 cucharadita de chile en polvo

½ cucharadita de cúrcuma

Sal al gusto

300 g / 10 oz de yogur

1,2 litros / 2 pintas de agua

Método

- Calentar el aceite en una cacerola. Freír las cebollas a fuego lento hasta que se doren.
- Agrega el resto de ingredientes, excepto el yogur y el agua. Freír durante 6-7 minutos. Agrega el yogur y el agua. Cocine a fuego lento durante 40 minutos. Servir caliente.

Gosht Korma

(Cordero rico en salsa)

Para 4 personas

Ingredientes

3 cucharadas de semillas de amapola

75g / 2½ oz de anacardos

50g / 1¾oz de coco desecado

3 cucharadas de aceite vegetal refinado

1 cebolla grande, finamente rebanada

2 cucharadas de pasta de jengibre

2 cucharadas de pasta de ajo

675 g / 1½ lb de cordero deshuesado, cortado en cubitos

200 g / 7 oz de yogur

10 g / ¼ oz de hojas de cilantro, picadas

10 g / ¼ oz de hojas de menta, picadas

½ cucharadita de garam masala

Sal al gusto

1 litro / 1¾ pintas de agua

Método

- Tostar en seco las semillas de amapola, los anacardos y el coco. Triturar con suficiente agua para formar una pasta espesa. Dejar de lado.
- Calentar el aceite en una cacerola. Freír la cebolla, la pasta de jengibre y la pasta de ajo a fuego medio durante 1-2 minutos.
- Agregue la pasta de semillas de amapola-anacardos y el resto de los ingredientes, excepto el agua. Mezclar bien y freír durante 5-6 minutos.
- Agrega el agua. Cocine a fuego lento durante 40 minutos, revolviendo con frecuencia. Servir caliente.

Chuletas de Erachi

(Chuletas de cordero tiernas)

Para 4 personas

Ingredientes

750g / 1lb 10 oz chuletas de cordero

Sal al gusto

1 cucharadita de cúrcuma

1 litro / 1¾ pintas de agua

2 cucharadas de aceite vegetal refinado

1 cucharadita de pasta de jengibre

1 cucharadita de pasta de ajo

3 cebollas grandes, en rodajas

5 chiles verdes, cortados a lo largo

2 tomates grandes, finamente picados

½ cucharadita de cilantro molido

1 cucharada de pimienta negra molida

1 cucharada de jugo de limón

2 cucharadas de hojas de cilantro picadas

Método

- Marine las chuletas de cordero con la sal y la cúrcuma durante 2-3 horas.
- Cuece la carne con el agua a fuego lento durante 40 minutos. Dejar de lado.
- Calentar el aceite en una cacerola. Agrega la pasta de jengibre, la pasta de ajo, la cebolla y los chiles verdes y fríelos a fuego medio durante 3-4 minutos.
- Agrega los tomates, el cilantro molido y la pimienta. Mezclar bien. Freír durante 5-6 minutos. Agrega el cordero y sofríe durante 10 minutos.

- Adorne con el jugo de limón y las hojas de cilantro. Servir caliente.

Carne Picada Al Horno

Para 4 personas

Ingredientes

3 cucharadas de aceite vegetal refinado

2 cebollas grandes, finamente picadas

6 dientes de ajo finamente picados

600 g / 1 lb 5 oz de cordero, picado

2 cucharaditas de comino molido

125 g / 4½ oz de puré de tomate

600g / 1lb 5oz de frijoles enlatados

500ml / 16fl oz de caldo de cordero

½ cucharadita de pimienta negra molida

Sal al gusto

Método

- Calentar el aceite en una cacerola. Agrega las cebollas y el ajo. Freír a fuego lento durante 2-3 minutos. Agrega los ingredientes restantes. Cocine a fuego lento durante 30 minutos.
- Transfiera a una fuente refractaria y hornee en un horno a 200 ° C (400 ° F, Gas Mark 6) durante 25 minutos. Servir caliente.

Kaleji Do Pyaaza

(Hígado con Cebolla)

Para 4 personas

Ingredientes

4 cucharadas de ghee

3 cebollas grandes, finamente picadas

Jengibre de raíz de 2,5 cm / 1 pulgada, finamente picado

10 dientes de ajo finamente picados

4 chiles verdes, cortados a lo largo

1 cucharadita de cúrcuma

3 tomates, finamente picados

750 g / 1 lb 10 oz de hígado de cordero, cortado en cubitos

2 cucharaditas de garam masala

200 g / 7 oz de yogur

Sal al gusto

250ml / 8fl oz de agua

Método

- Calentar el ghee en una cacerola. Agrega la cebolla, el jengibre, el ajo, los chiles verdes y la cúrcuma y sofríe a fuego medio durante 3-4 minutos. Agrega todos los ingredientes restantes, excepto el agua. Mezclar bien. Freír durante 7-8 minutos.
- Agrega el agua. Cocine a fuego lento durante 30 minutos, revolviendo ocasionalmente. Servir caliente.

Cordero con hueso

Para 4 personas

Ingredientes

30 g / 1 oz de hojas de menta, finamente picadas

3 chiles verdes finamente picados

12 dientes de ajo finamente picados

Jugo de 1 limón

675 g / 1½ lb de pierna de cordero, picada en 4 trozos

5 cucharadas de aceite vegetal refinado

Sal al gusto

500ml / 16fl oz de agua

1 cebolla grande, finamente picada

4 papas grandes, cortadas en cubitos

5 berenjenas pequeñas, cortadas por la mitad

3 tomates, finamente picados

Método

- Muele las hojas de menta, los chiles verdes y el ajo con suficiente agua para formar una pasta suave. Agrega el jugo de limón y mezcla bien.
- Marine la carne con esta mezcla durante 30 minutos.
- Calentar el aceite en una cacerola. Agrega la carne adobada y sofríe a fuego lento durante 8-10 minutos. Agregue la sal y el agua y cocine a fuego lento durante 30 minutos.
- Agrega todos los ingredientes restantes. Cocine a fuego lento durante 15 minutos y sirva caliente.

Vindaloo de ternera

(Curry de Res de Goa)

Para 4 personas

Ingredientes

3 cebollas grandes, finamente picadas

Jengibre de raíz de 5 cm / 2 pulgadas

10 dientes de ajo

1 cucharada de semillas de comino

½ cucharada de cilantro molido

2 cucharaditas de chile rojo

½ cucharadita de semillas de fenogreco

½ cucharadita de semillas de mostaza

60ml / 2fl oz de vinagre de malta

Sal al gusto

675 g / 1½ lb de carne de res deshuesada, picada en trozos de 2,5 cm / 1 pulgada

3 cucharadas de aceite vegetal refinado

1 litro / 1¾ pintas de agua

Método

- Triturar todos los ingredientes, excepto la carne, el aceite y el agua, para formar una pasta espesa. Marine la carne con esta pasta durante 2 horas.
- Calentar el aceite en una cacerola. Agrega la carne marinada y sofríe a fuego lento durante 7-8 minutos. Agrega el agua. Cocine a fuego lento durante 40 minutos, revolviendo ocasionalmente. Servir caliente.

Carne estofada

Para 4 personas

Ingredientes

4 cucharadas de aceite vegetal refinado

3 cebollas grandes, ralladas

1½ cucharada de comino molido

1 cucharadita de cúrcuma

1 cucharadita de chile en polvo

½ cucharada de pimienta negra molida

4 tomates medianos, en puré

675 g / 1½ lb de carne de res magra, picada en trozos de 2,5 cm / 1 pulgada

Sal al gusto

1½ cucharadita de hojas secas de fenogreco

250ml / 8fl oz de nata líquida

Método

- Calentar el aceite en una cacerola. Agrega las cebollas y sofríelas a fuego medio hasta que se doren.
- Agregue los ingredientes restantes, excepto las hojas de fenogreco y la crema.
- Mezcle bien y cocine a fuego lento durante 40 minutos. Agrega las hojas de fenogreco y la crema. Cocine por 5 minutos y sirva caliente.

Cordero con Calabaza

Para 4 personas

Ingredientes

750g / 1lb 10 oz de cordero, picado

200 g / 7 oz de yogur

Sal al gusto

2 cebollas grandes

2,5 cm / 1 pulgada de raíz de jengibre

7 dientes de ajo

5 cucharadas de ghee

¾ cucharadita de cúrcuma

1 cucharadita de garam masala

2 hojas de laurel

750ml / 1¼ pintas de agua

400 g / 14 oz de calabaza, hervida y machacada

Método

- Marine el cordero con el yogur y la sal durante 1 hora.
- Muele las cebollas, el jengibre y el ajo con suficiente agua para formar una pasta espesa. Calentar el ghee en una cacerola. Agrega la pasta junto con la cúrcuma y sofríe durante 3-4 minutos.
- Agrega el garam masala, las hojas de laurel y el cordero. Freír durante 10 minutos.
- Agrega el agua y la calabaza. Cocine a fuego lento durante 40 minutos y sirva caliente.

Gushtaba

(Cordero al estilo cachemir)

Para 4 personas

Ingredientes

675g / 1½lb de cordero deshuesado

6 vainas de cardamomo negro

Sal al gusto

4 cucharadas de ghee

4 cebollas grandes, cortadas en aros

600 g / 1 lb 5 oz de yogur

1 cucharadita de semillas de hinojo molidas

1 cucharada de canela molida

1 cucharada de clavo molido

1 cucharada de hojas de menta, trituradas

Método

- Machaca el cordero con el cardamomo y la sal hasta que esté suave. Dividir en 12 bolas y reservar.
- Calentar el ghee en una cacerola. Freír las cebollas a fuego lento hasta que se doren. Agregue el yogur y cocine a fuego lento durante 8-10 minutos, revolviendo continuamente.
- Agrega las albóndigas y todos los ingredientes restantes, excepto las hojas de menta. Cocine a fuego lento durante 40 minutos. Sirve adornado con las hojas de menta.

Cordero con Verduras y Hierbas Mixtas

Para 4 personas

Ingredientes

5 cucharadas de aceite vegetal refinado

3 cebollas grandes, finamente picadas

750g / 1lb 10 oz de cordero, cortado en cubitos

50g / 1¾oz de hojas de amaranto*, picado muy fino

100 g / 3½ oz de hojas de espinaca, finamente picadas

50 g / 1¾oz de hojas de fenogreco, picadas

50g / 1¾oz de hojas de eneldo, finamente picadas

50g / 1¾oz de hojas de cilantro, picadas

1 cucharadita de pasta de jengibre

1 cucharadita de pasta de ajo

3 chiles verdes finamente picados

1 cucharadita de cúrcuma

2 cucharaditas de cilantro molido

1 cucharadita de comino molido

Sal al gusto

1 litro / 1¾ pintas de agua

Método

- Calentar el aceite en una cacerola. Freír las cebollas a fuego medio hasta que se doren. Agrega los ingredientes restantes, excepto el agua. Saltee durante 12 minutos.
- Agrega el agua. Cocine a fuego lento durante 40 minutos y sirva caliente.

Cordero al limón

Para 4 personas

Ingredientes

750 g / 1 lb 10 oz de cordero, picado en trozos de 2,5 cm / 1 pulgada

2 tomates, finamente picados

4 chiles verdes finamente picados

1 cucharadita de pasta de jengibre

1 cucharadita de pasta de ajo

2 cucharaditas de garam masala

125 g / 4½ oz de yogur

500ml / 16fl oz de agua

Sal al gusto

1 cucharada de aceite vegetal refinado

10 chalotes

3 cucharadas de jugo de limón

Método

- Mezclar el cordero con todos los ingredientes restantes, excepto el aceite, las chalotas y el jugo de limón. Cocine en una cacerola a fuego medio durante 45 minutos. Dejar de lado.

- Calentar el aceite en una cacerola. Freír las chalotas a fuego lento durante 5 minutos.
- Mezclar con el cordero al curry y espolvorear el jugo de limón por encima. Servir caliente.

Cordero Pasanda con Almendras

(Trozos de Cordero con Almendras en Salsa de Yogur)

Para 4 personas

Ingredientes

120ml / 4fl oz de aceite vegetal refinado

4 cebollas grandes, finamente picadas

750 g / 1 lb 10 oz de cordero deshuesado, picado en trozos de 5 cm / 2 pulgadas

3 tomates, finamente picados

1 cucharadita de pasta de jengibre

1 cucharadita de pasta de ajo

2 cucharaditas de comino molido

1½ cucharadita de garam masala

Sal al gusto

200 g / 7 oz de yogur griego

750ml / 1¼ pintas de agua

25 almendras, machacadas en trozos grandes

Método

- Calentar el aceite en una cacerola. Agrega las cebollas y sofríe a fuego lento durante 6 minutos. Agrega el cordero y sofríe durante 8-10 minutos. Agrega el resto de ingredientes, excepto el yogur, el agua y las almendras. Saltee durante 5-6 minutos.
- Agrega el yogur, el agua y la mitad de las almendras. Cocine a fuego lento durante 40 minutos, revolviendo con frecuencia. Sirve espolvoreado con las almendras restantes.

Chili Fry de salchicha de cerdo

Para 4 personas

Ingredientes

2 cucharadas de aceite

1 cebolla grande, en rodajas

400g / 14oz de salchichas de cerdo

1 pimiento verde cortado en juliana

1 papa, hervida y picada

½ cucharadita de pasta de jengibre

½ cucharadita de pasta de ajo

½ cucharadita de chile en polvo

¼ de cucharadita de cúrcuma

10 g / ¼ oz de hojas de cilantro, picadas

Sal al gusto

4 cucharadas de agua

Método

- Calentar el aceite en una cacerola. Agrega la cebolla y sofríe por un minuto. Baja el fuego y agrega todos los demás ingredientes, excepto el agua. Freír suavemente durante 10-15 minutos hasta que las salchichas estén bien cocidas.
- Agrega el agua y cocina a fuego lento durante 5 minutos. Servir caliente.

Cordero Shah Jahan

(Cordero cocido en salsa Rich Moghlai)

Para 4 personas

Ingredientes

5-6 cucharadas de ghee

4 cebollas grandes, en rodajas

675 g / 1½ lb de cordero, picado

1 litro / 1¾ pintas de agua

Sal al gusto

8-10 almendras machacadas

Para la mezcla de especias:

8 dientes de ajo

2,5 cm / 1 pulgada de raíz de jengibre

2 cucharaditas de semillas de amapola

50g / 1¾oz de hojas de cilantro, picadas

5 cm / 2 pulgadas de canela

4 dientes

Método

- Muele los ingredientes de la mezcla de especias hasta obtener una pasta. Dejar de lado.
- Calentar el ghee en una cacerola. Freír las cebollas a fuego lento hasta que se doren.
- Agregue la pasta de mezcla de especias. Freír durante 5-6 minutos. Agrega el cordero y sofríe durante 18-20 minutos. Agrega el agua y la sal. Cocine a fuego lento durante 30 minutos.
- Adorne con las almendras y sirva caliente.

Lightning Source UK Ltd.
Milton Keynes UK
UKHW022006030521
383075UK00003B/363